BEI GRIN MACHT SICH IHR WISSEN BEZAHLT

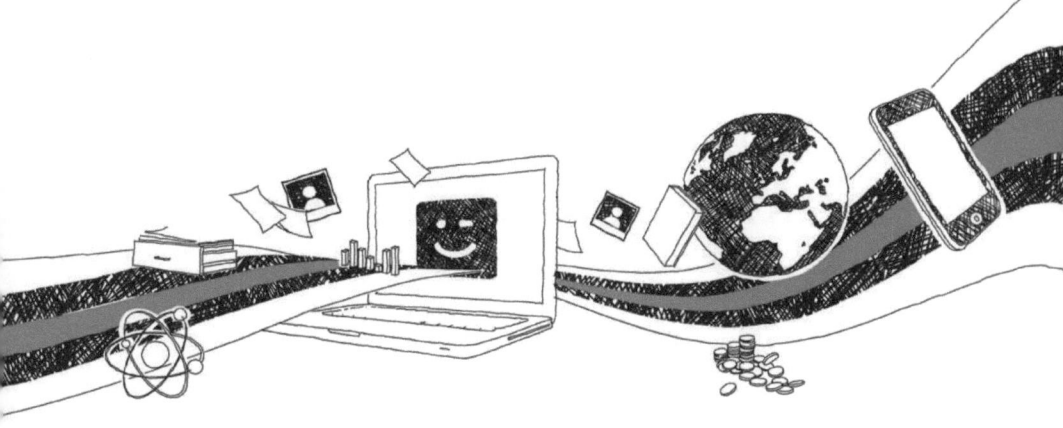

- Wir veröffentlichen Ihre Hausarbeit,
  Bachelor- und Masterarbeit

- Ihr eigenes eBook und Buch -
  weltweit in allen wichtigen Shops

- Verdienen Sie an jedem Verkauf

Jetzt bei www.GRIN.com hochladen und kostenlos publizieren

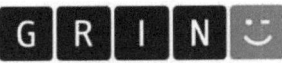

Mitarbeiter mit Autismus-Spektrum-Störung. Reizarme Arbeitsplatzgestaltung zur Prävention einer Reizüberflutung

GRIN

Bibliografische Information der Deutschen Nationalbibliothek:

Die Deutsche Nationalbibliothek verzeichnet diese Publikation in der Deutschen Nationalbibliografie; detaillierte bibliografische Daten sind im Internet über http://dnb.d-nb.de abrufbar.

ISBN: 9783346820372
Dieses Buch ist auch als E-Book erhältlich.

© GRIN Publishing GmbH
Nymphenburger Straße 86
80636 München

Alle Rechte vorbehalten

Druck und Bindung: Books on Demand GmbH, Norderstedt Germany
Gedruckt auf säurefreiem Papier aus verantwortungsvollen Quellen

Das vorliegende Werk wurde sorgfältig erarbeitet. Dennoch übernehmen Autoren und Verlag für die Richtigkeit von Angaben, Hinweisen, Links und Ratschlägen sowie eventuelle Druckfehler keine Haftung.

Das Buch bei GRIN: https://www.grin.com/document/1325284

Hamburger Fern-Hochschule

B. Sc. Psychologie

Hausarbeit

Reizarme Arbeitsplatzgestaltung für Mitarbeiter*innen mit

Autismus-Spektrum-Störung zur Prävention einer Reizüberflutung

Modul Arbeits- und Gesundheitspsychologie II (AG2)

28.01.2023

Inhaltsverzeichnis

Abkürzungsverzeichnis 3

1 Einleitung 4

2 Autismus-Spektrum-Störung 5

    2.1 Definition 5

    2.2 Symptomatik... 5

        2.2.1 Sozio-emotionale Beeinträchtigungen 5

        2.2.2 Repetitives und restriktives Verhalten........................ 6

        2.2.3 Sensorische Wahrnehmungsbesonderheiten 7

3 Reizüberflutung.. 7

    3.1 Definition 7

    3.2 Symptome 8

    3.3 Autismusspezifische Auswirkungen 9

4 Reizarme Arbeitsplatzgestaltung.. 10

    4.1 Raumgestaltung 10

        4.1.1 Visuelles Design... 10

        4.1.2 Akustische Gestaltung.. 11

    4.2 Maßnahmen zur Reizabschirmung 12

    4.3 Arbeitsmodelle.. 13

    4.4 Einsatz von Technologie... 13

    4.5 Rückzugs- und Entspannungsmöglichkeiten 14

5 Fazit.. 14

Literaturverzeichnis... 16

Rechtsquellenverzeichnis 20

Abkürzungsverzeichnis

ArbSchG	Arbeitsschutzgesetz
ArbStättV	Arbeitsstättenverordnung
ASS	Autismus-Spektrum-Störung
ICD-10/ ICD-11	International Statistical Classification of Diseases and Related Health Problems, 10./11. Auflage
RÜ	Reizüberflutung
VersMedV	Versorgungsmedizin-Verordnung

1 Einleitung

Das menschliche Gehirn gewöhnt sich mit der Zeit an bestimmte Reize. Dieser Prozess wird Habituation genannt, was eine allmähliche Abschwächung der Verhaltensreaktion auf einen Reiz ist, welche auftritt, wenn der Reiz mehrmals wiederholt wird (Wiedemann, 2020, S. 735). Menschen mit Autismus-Spektrum-Störung (ASS) sind weniger dazu in der Lage, sich an Dinge zu gewöhnen, als ihre Mitmenschen und reagieren u. a. deshalb besonders empfindlich auf sensorische Reize (Green et al., 2019, S. 1018–1019; Jamal et al., 2021, S. 3161–3162; Packer, 2015, S. 1). Aufgrund dieser sensorischen Überempfindlichkeit ist die Reizüberflutung (RÜ), auch sensorische Überstimulation genannt, ein typisches Kennzeichen der ASS (Rowland, 2020, S. 4–6). Diese entsteht durch die Summierung vieler verschiedener Reize zur gleichen Zeit und Betroffene können infolgedessen z. B. nicht mehr arbeiten, ihr Puls steigt, sie werden unruhig, können sich nicht konzentrieren und ziehen sich zurück, um sich von den Stimuli erholen zu können (Scheydt & Needham, 2017, S. 131). Kommt es wiederholt zur RÜ, kann sich dies negativ auf die psychische und körperliche Gesundheit von autistischen Menschen auswirken (MacLennan et al., 2022a, S. 3071). Aus juristischer Sicht kann die ASS als Behinderung anerkannt werden (§ 2, Abs. 3.5.1 VersMedV) und Arbeitgeber*innen, die Betroffene beschäftigen, sind dazu verpflichtet, bei der Gestaltung und dem Betrieb ihrer Arbeitsstätten deren besonderen Belange im Hinblick auf Gesundheit und Sicherheit zu berücksichtigen (§ 3a, Abs. 2 ArbStättV). Eine mögliche Gesundheitsgefährdung bei der Arbeit stellt die psychische Belastung, u. a. in Form einer RÜ, dar (§ 5, Abs. 3, Nr. 6 ArbSchG). Da die Verringerung psychischer Belastungen zum Erhalt der Arbeitsfähigkeit von Beschäftigten beiträgt, Fehlzeiten senkt, die Produktivität erhöht, die Zufriedenheit der Mitarbeiter*innen steigert und Fluktuation verhindert (Neuner, 2019, S. 110), sollten Menschen mit ASS vor einer RÜ am Arbeitsplatz geschützt werden. In dieser Arbeit werden daher geeignete Präventionsmaßnamen herausgearbeitet. Diese Thematik kann in der Gesundheitspsychologie verortet werden, welche vor allem riskante und präventive Verhaltensweisen, psychische sowie soziale Einflussfaktoren und deren Wechselwirkungen auf körperliche Erkrankungen sowie Behinderungen behandelt (Lippke & Renneberg, 2006, S. 3).

In der vorliegenden Arbeit wird zunächst die ASS mit ihrer Definition und Symptomatik dargestellt. Anschließend wird die Reizüberflutung definiert und hinsichtlich der ASS beleuchtet. Aufbauend darauf werden Maßnahmen zur reizarmen Arbeitsplatzgestaltung für autistische Mitarbeiter*innen abgeleitet. Abschließend werden die Erkenntnisse im Fazit zusammengefasst und Empfehlungen für weiterführende

Untersuchungen gegeben. Somit soll die folgende Fragestellung beantwortet werden:

> „Inwiefern kann eine Reizüberflutung bei Mitarbeiter*innen mit Autismus-Spektrum-Störung durch eine reizarme Arbeitsplatzgestaltung präventiv verhindert werden?"

2 Autismus-Spektrum-Störung

2.1 Definition

Das autistische Spektrum umfasst in der ICD-10 den frühkindlichen Autismus (F84.0), atypischen Autismus (F84.1) sowie das Asperger-Syndrom (F84.5) und wird unter dem Code F84 als sogenannte tiefgreifende Entwicklungsstörungen klassifiziert (Dilling & Freyberger, 2019, S. 293–304). Dabei handelt es sich um bleibende, schwere und vielfältige Bereiche umfassende Erkrankungen, die den gesamten Entwicklungsverlauf betreffen (Freitag et al., 2017, S. 4). Die Grenzen zwischen diesen Störungsbildern verlaufen fließend, weshalb die scharfe Trennung dieser mittlerweile aus wissenschaftlicher Perspektive überholt ist, sich jedoch weiterhin eignet, um spezifische Ausprägungen des autistischen Spektrums grob zu charakterisieren (Habermann & Kißler, 2022a, S. 3–5). Die Gruppierungen aus der ICD-10 werden in der 11. Revision, welche am 01.01.2022 in Kraft getreten ist (Bundesinstitut für Arzneimittel und Medizinprodukte [BfArM], 2022, o. S.), im Rahmen der neurologische Entwicklungsstörung unter dem Code 6A02 als sogenannte „Autismus-Spektrum-Störung" zusammengefasst (World Health Organisation [WHO], 2022, o. S.). Die Ursachen für die Entstehung der ASS sind noch nicht geklärt, neuere Forschungsergebnisse weisen jedoch auf eine genetische Bedingtheit hin, welche zu Veränderungen der Hirnstruktur- und Organisation sowie zu Auffälligkeiten der neuronalen Erregbarkeit führen (Bonsi et al., 2022, S. 7; Pagani et al., 2021, S. 7–9; Upadhyay et al., 2021, S. 15). Obwohl die ASS typischerweise in der frühen Kindheit beginnt, können sich die nachfolgenden Symptome auch erst später, wenn die sozialen Anforderungen die begrenzten Fähigkeiten übersteigen, vollständig ausprägen (WHO, 2022, o. S.).

2.2 Symptomatik

2.2.1 Sozio-emotionale Beeinträchtigungen

Der WHO (2022, o. S.) zufolge sind die sozio-emotionalen Beeinträchtigungen, in Form von anhaltenden Defiziten in der Fähigkeit, wechselseitige soziale Interaktion und Kommunikation zu initiieren sowie aufrechtzuerhalten, Teil der Kernsymptomatik der ASS. So kommt es zu Auffälligkeiten in der Interaktion durch unangemessene Einschätzungen sozialer und emotionaler Signale, was sich z. B. durch das Fehlen einer Reaktion auf die Gefühle des Gegenübers oder die fehlende Anpassung des Verhaltens an verschiedene Situationskontexte zeigt (Freitag et al., 2017, S. 2). Betroffene haben meist Schwierigkeiten mit dem Verstehen und Ausdrücken nonverbaler Kommunikation, z. B. hinsichtlich Blickkontakts, Gesichtsausdrücken, Gestik und Körpersprache (Dziobek, 2019, S. 19). Autist*innen interpretieren, laut Dziobek (2019, S. 21), Gesagtes in der Regel wörtlich, erkennen Ironie meist nicht und missverstehen oft Metaphern und Andeutungen. Dies ist darauf zurückzuführen, dass bei ihnen die Theory of Mind, also die Fähigkeit sich selbst und anderen mentale Zustände wie Emotionen, Gedanken oder Absichten zuzuschreiben, eingeschränkt ist. Dadurch fehlinterpretieren sie häufig die Meinungen und Einstellungen des Gegenübers. Des Weiteren sind Autist*innen, Dziobek (2019, S. 23) zufolge, häufig in der mentalen Verarbeitung emotionaler Zustände, hinsichtlich der Identifikation sowie Beschreibung von Gefühlen und deren Unterscheidung von Körperempfindungen, beeinträchtigt. Dies kann zu Problemen mit der Emotionsregulation führen und wird als Alexithymie bezeichnet. Die Kommunikation von Personen mit ASS kann, laut Habermann und Kißler (2022a, S. 39–40), auf verschiedene weisen beeinträchtigt sein. Bei einigen Betroffenen setzt die gesprochene Sprache erst zu einem späteren Zeitpunkt ein oder bleibt sogar ganz aus. Freitag et al. (2017, S. 2–3) beschreibt die Sprache von Autist*innen zudem als stereotyp und repetitiv, sie ist also immer wieder in der gleichen Form auffällig, indem z. B. die Sprachmelodie nicht durch Stimmabsenkung und -hebung zur Modulation von Kommunikation verwendet wird, sondern eine monotone Aussprache genutzt oder auf betonende Gestik verzichtet wird.

2.2.2 Repetitives und restriktives Verhalten

Die Diagnostische Symptomatik der ASS umfasst darüber hinaus begrenzte stereotype und repetitive Verhaltensmuster, Interessen und Aktivitäten (Habermann & Kißler, 2022a, S. 42). Daher ist für Autist*innen auch eine anhaltende Beschäftigung mit spezifischen Themen, die in den unterschiedlichsten Bereichen angesiedelt sein können und hinsichtlich der Art und des Umfangs von Beschäftigungen neurotypischer Personen abweichen, typisch (Dziobek, 2019, S. 24). Der Alltag von Betroffenen ist oft von Routinen geprägt und wird zwanghaft ritualisiert ausgeführt, was zu Widerstand sowie reaktivem auto- oder fremdaggressivem Verhalten führen kann, wenn die gewohnten Abläufe unterbrochen werden (Freitag et al., 2017, S. 3). Stereotype und repetitive Verhaltensweisen können auch eine Form von Stimming sein, also Handlungsweisen, die den Betroffenen helfen mit intensiven Eindrücken oder Gefühlen umzugehen und sich zu beruhigen, wie z. B. wiederholte Bewegungen mit einem Gegenstand, kreisen mit dem Kopf, in die Hände klatschen, vor und zurück wippen mit dem Oberköper oder an der Haut knibbeln (Kapp et al., 2019, S. 1785).

2.2.3 Sensorische Wahrnehmungsbesonderheiten

Eine veränderte Wahrnehmungsverarbeitung ist, laut MacLennan et al. (2022b, S. 3073), Neufeld et al. (2021, S. 1430), Preißmann (2017, S. 45–46), Horder et al. (2014, S. 1466) und Tavassoli et al. (2014, S. 431) ebenfalls Teil der autistischen Symptomatik und kann alle Bereiche der Wahrnehmung betreffen. Autist*innen haben meist eine sehr sensible Sinneswahrnehmung und fühlen sich daher durch äußere Reize schnell gestresst. Die Empfindlichkeit kann sich auf jede Art von Reiz beziehen oder auf einzelne Reize beschränkt sein. Während häufig eine Überempfindlichkeit im Hinblick auf Sinneseindrücke vorliegt, besteht bei Schmerz- oder Temperaturreize hingegen oft eine Unempfindlichkeit. Girsberger (2022, S. 33–34) zufolge gehört auch die Bevorzugung der Detailwahrnehmung gegenüber der Erfassung des Gesamtzusammenhangs, der Nutzung eines einzelnen Sinneskanals gegenüber der gleichzeitigen Nutzung zweier oder mehrerer Kanäle und die generelle Bevorzugung eines bestimmten Sinneskanal einhergehend mit einer starken Vernachlässigung anderer Kanäle zu den Besonderheiten der autistischen Wahrnehmung. Zusätzlich ist der Wechsel zwischen verschiedenen Sinneskanälen für Autist*innen häufig nur erschwert oder verzögert möglich.

Die ausgeprägte Wahrnehmung von Details, kann für Betroffene hilfreich sein, da sie sich nicht von anderen Sinneseindrücken ablenken lassen und somit kleine Veränderungen, die andere übersehen würden, rasch erkennen können. Auf der anderen Seite führt diese detailorientierte und eher eindimensionalen Wahrnehmung zu einem Mangel an geistiger Flexibilität und dazu, dass der Gesamtzusammenhang vernachlässigt oder nicht erkannt wird (Girsberger, 2022, S. 34; Preißmann, 2020, S. 155). Das einzigartige und entscheidende Kennzeichen von ASS ist, laut Rowland (2020, S. 2–4), der Hyperfokus. Dabei handelt es sich um einen ununterbrochenen Zustand intensiver, zielstrebiger Konzentration, der auf ein einziges Gedankenmuster fixiert ist und alles Übrige ausschließt.

3 Reizüberflutung

3.1 Definition

Wirtz (2020, S. 1509) definiert die Reizüberflutung als „Bez. [Bezeichnung] für den durch Menge, Umfang und Verschiedenartigkeit der auf den Menschen einwirkenden Reize gegebenen Zustand, der durch die Möglichkeit selektiver Wahrnehmung kompensiert wird". Aufgrund der ausgeprägten Reizfilterstörung (vgl. Kap. 2.2.3), die sich bei vielen Menschen mit ASS zeigt, ist diese Kompensation jedoch nicht möglich und die Vielzahl an Reizen wirkt ungefiltert auf die Betroffenen ein (Hab-ermann & Kißler, 2022b, S. 61–63). Dadurch kommt es zu einer Überlastung des Gehirns mit Informationen (Preißmann, 2017, S. 45). Aufgrund inneffektiver An-passungsreaktionen gegenüber dieser übermäßigen bzw. atypischen sensori-schen Stimulation, kommt es zu einem Zustand geringen psychischen und/oder physiologischen Wohlbefindens, welcher als RÜ bzw. sensorische Überstimulation bezeichnet wird (Scheydt & Needham, 2017, S. 129). Betroffene sind infolgedes-sen meist nicht mehr fähig zielorientiert und reflektiert zu handeln (Preißmann, 2017, S. 45).

3.2 Symptome

Needham und Scheydt (2014, S. 163) haben, zur Eingrenzung des Konzepts, die definierenden Kennzeichen einer RÜ extrahiert und diese in drei Kategorien unter-teilt: körperliche Reaktionen, psychische Reaktionen sowie Verhaltensreaktionen (Needham & Scheydt, 2014, S. 166).

körperliche Reaktionen	körperliche Stressreaktionen (u. a. gesteigerte Herzfrequenz, gesteigerter Blutdruck, gesteigerte Atemfrequenz); körperliche Unruhe
psychische Reaktionen	Aufmerksamkeits- und Konzentrationsstörungen (hohe Ablenkbarkeit, fehlender Fokus); formale Denkstörungen (Desorganisation und Verworren-heit [inkohärent/zerfahren], Ideenflucht); Störun-gen der Affektivität (Nervosität/innerlich unruhig, Gereiztheit, Ambivalenz, Angst); sonstige Störun-gen (Schlafstörungen, Angespanntheit, Stress, Verunsicherung)
Verhaltens-reaktionen	Vermeidungsverhalten, im Kontakt schwer zu erreichen, blockiert in Sprache und Aktivität, Aggressivität (Fremd-, Auto-, Sachaggression), Rückzugsverhalten, spezifische Symptomverstär-kung/-veränderung

Abbildung 1:Symptome einer Reizüberflutung (Needham & Scheydt, 2014, S. 166).

In der Kategorie körperlicher Reaktionen kommt es demnach z. B. zu erhöhtem Blutdruck, gesteigerter Atemfrequenz, körperlicher Unruhe und zu einer erhöhten Herzfrequenz. Die Störung der Aufmerksamkeit und Konzentration sowie formale Denkstörungen sind hingegen Beispiele für psychische Reaktionen und durch Ver-meidung, Aggressivität oder Blockierung in Sprache sowie Aktivität zeigt sich die RÜ im Verhalten der Betroffenen (Needham & Scheydt, 2014, S. 166).

Aufgrund der geringen Evidenz hinsichtlich der von Expert*innen geschilderten Symptomatik der RÜ (vgl. Abb.1), haben die Autor*innen die bereits erörterten Symptome, im Rahmen einer weiteren Untersuchung mittels Literaturanalyse, den Symptomen, die in der Literatur gefunden wurden, zugeordnet (vgl. Abb. 2).

Die identifizierten Symptome bzw. Auswirkungen der RÜ haben sie zusammengefasst und in folgende Cluster eingeteilt: Aufmerksamkeits- und Konzentrationsstörungen, Wahrnehmungsstörungen, Stressreaktionen, Störungen der Denkprozesse sowie Affekt- und Verhaltensauffälligkeiten inklusive ineffektiven Copings (Scheydt & Needham, 2017, S. 132).

Kategorie (Cluster)	definierende Kennzeichen (Symptome)
Aufmerksamkeits- und Konzentrationsstörungen:	• hohe Ablenkbarkeit • fehlender Aufmerksamkeitsfokus • schlechtes Konzentrationsvermögen
Wahrnehmungs- störungen:	• Illusionen • Halluzinationen • Körperschemaveränderungen • Veränderung der Zeitwahrnehmung/ Störung des Zeiterlebens
Stressreaktionen:	a) Körperlich: Anstieg der Herzfrequenz, des Blutdrucks, der Atemfrequenz, körperliche Unruhe b) psychisch: psychische Erschöpfung, geringes psychisches Wohlbefinden
gestörte Denk- prozesse:	a) formale Denkstörungen: z. B. Inkohärenz bzw. Zerfahrenheit, Ideenflucht, Abnahme der Problemlösefähigkeit b) inhaltliche Denkstörungen: v. a. Bildung von Wahnideen
Affekt- und Verhaltensauffälligkeiten, ineffektives Coping	• Stimmungsschwankungen in den Bereichen Aggression, Angst und Traurigkeit • erhöhte und teilweise anhaltende Erregbarkeit • Vermeidungsverhalten (z. B. Meiden von Menschenansammlungen o. Ä.) • Rückzugsverhalten (z. B. Rückzug in Zimmer auf einer Feier) • Aussagen darüber, sich nicht abgrenzen oder abschirmen zu können

Abbildung 2: Zusammenfassung sowie Kategorisierung der definierenden Kennzeichen einer Reizüberflutung (Scheydt & Needham, 2017, S. 131).

Diese detaillierte Zusammenfassung und Darstellung der definierenden Attribute einer RÜ soll im späteren Verlauf als Grundlage bei der Auswahl geeigneter Präventionsmaßnahmen dienen.

3.3 Autismusspezifische Auswirkungen

Eine RÜ kann ernsthafte Konsequenzen nach sich ziehen. Bei Menschen mit ASS kann es infolge einer RÜ, als Zeichen einer Überlastungsreaktion, zu Stress, Angst, Wut oder Vermeidungsverhalten bis hin zu einem vegetativen Zusammenbruch (Kohl et al., 2017, S. 33–35), Stresserkrankungen und -reaktionen (Preißmann, 2017, S. 63) sowie Meltdowns und Shutdowns (Habermann & Kißler,

2022b, S. 61) kommen. Habermann und Kißler (2022b, S. 64–66) zufolge beschreibt ein Meltdown ein tendenziell reflexartiges Verhalten in Folge einer RÜ, welches mit Verzweiflung und Kontrollverlust einhergeht. Dieser Zustand muss klar von einem Wutausbruch abgegrenzt werden, auch wenn diese fälschlicherweise häufig verwechselt werden. Ein Meltdown stellt die Funktionsfähigkeit des Körpers wieder her und ermöglicht dadurch die angemessene Verarbeitung von Umweltreizen durch das Gehirn. Dieser Zustand kann sich zum einen in Form von verbal oder körperlich aggressivem Verhalten äußern und zum anderen in Versuchen der Betroffenen die unerträgliche Flut an Reizen zu überdecken, indem sie z. B. den Kopf gegen die Wand schlagen oder Schreien, oder ihr zu entkommen, indem sie z. B. weglaufen. Nach einem Meltdown folgt, laut Habermann und Kißler (2022b, S. 67), nicht selten ein Shutdown, wenn die Betroffenen keine Rückzugsmöglichkeit haben. Eine RÜ dieser Art ist besonders intensiv und kann mit einem Computerabsturz verglichen werden, da wichtige kognitive Funktionen eingeschränkt oder abgeschaltet werden. Die Erholungszeit kann Stunden, Tage oder sogar Wochen dauern und ist durch Antriebslosigkeit und Abgeschlagenheit gekennzeichnet. Eine RÜ löst, gemäß Preißmann (2017, S. 54), bei Menschen mit ASS Stress aus, welcher sich wiederum auf das körperliche und psychische Wohlbefinden auswirkt. So sinkt die Leistungs- und Konzentrationsfähigkeit in Folge der aufgebrauchten Energiereserven, es kommt aufgrund des erhöhten Cortisolspiegels zu einer kurzfristigen Beeinträchtigung der Immunabwehr und es können langfristige Schäden, z. B. an den Blutgefäßen, entstehen. Weitere Symptome von Stress können z. B. Gereiztheit, Albträume, Schlafstörungen, Magen-Darm-Probleme sowie unnatürliche muskuläre Anspannungen, welche wiederum Rückenschmerzen verursachen können, sein. Eine RÜ kann zudem das Verletzungsrisiko erhöhen, da die Betroffenen oft ein reduziertes Schmerzempfinden haben und deshalb, z. B. durch Autoaggression in Form von Kopfschlagen, schwere körperliche Verletzungen erleiden können, die sie selbst möglicherweise nicht bemerken (Preißmann, 2017, S. 49–50). Um Menschen mit ASS am Arbeitsplatz angemessen zu schützen, zu unterstützen und deren allgemeine Arbeitszufriedenheit zu steigern, eignen sich besonders Anpassungen hinsichtlich der Arbeitsumgebung (Lindsay et al., 2021, S. 12; Pfeiffer et al., 2018, S. 56), weshalb sollen nachfolgend geeignete Maßnahmen zur reizarmen Arbeitsplatzgestaltung dargestellt werden.

4 Reizarme Arbeitsplatzgestaltung

4.1 Raumgestaltung

4.1.1 Visuelles Design

Optische Reize können mit Hilfe von Sichtblenden, angenehmer (nicht greller oder blendender) Farbgestaltung der Wände und durch den Verzicht auf Neonröhren oder blinkende Lichtquellen reduziert werden (Preißmann, 2020, S. 156). Außerdem können an einem Arbeitsplatz mit Bildschirm(en), laut Neumann (2013, S. 37–39), angemessene Lichtverhältnisse geschaffen werden, indem auf eine parallele Anordnung der Arbeitsplätze zur Hauptfensterfront sowie Sonnenschutzvorrichtungen geachtet wird, welche sowohl die Direktblendung als auch die Blendung durch Tageslicht verhindern. Darüber hinaus eignen sich für die Begrenzung der Reflexblendung auf dem Bildschirm entspiegelte LCD-Bildschirme und für Flimmerfreiheit elektronische Vorschaltgeräte. Ferner sollte, laut Scott et al. (2021, S. 37), darauf geachtet werden, den Arbeitsplatz so zu positionieren, dass die Mitarbeiter*innen einer Wand statt eines belebten Bereiches zugewandt sind, um visuelle Ablenkungen zu minimieren. Um eine effektive Verarbeitung von visuellen Informationen zu ermöglichen, bietet es sich an den Arbeitsplatz, mit Hilfe von optischen Anhaltspunkten, visuell zu strukturieren, indem z. B. Schritt-für-Schritt-Anweisungen für Aufgaben schriftlich oder durch Symbole und Bilder dargestellt und wichtige Informationen farblich gekennzeichnet werden. Die Mitarbeiter*innen mit ASS können ihren Arbeitsplatz auch selbst reizarm gestalten, indem sie möglichst wenig Gegenstände auf dem Arbeitsplatz oder im Raum lagern und eine generelle Ordnung halten. Zur Vermeidung von Unordnung kann die Umgebung entsprechend eingerichtet werden, z. B. mit Hilfe von Farben zur Darstellung verschiedener Ideen, Organisationssystemen für Dokumente oder eines visuellen Zeitplans bzw. Kalenders. Außerdem ist es ratsam, dass sich Personen mit ASS frühzeitig reizintensiven Situationen entziehen, sofern sie erste Anzeichen für eine RÜ spüren, um diese zu verhindern oder abzumildern.

4.1.2 Akustische Gestaltung

Die Untersuchung von Khalifa et al. (2020, S. 1328–1331) zeigt, dass die Reduzierung von Ablenkungen und Lärm am Arbeitsplatz zu positiven Arbeitserfahrungen und verbesserter Leistung bei Menschen mit ASS führen kann. Hertwig et al. (2013, S. 73–74) schlagen als raumakustische Maßnahme vor, schallabsorbierende Materialien, wie z. B. Mineralfaserplatten oder Akustikschaumplatten, für die Raumbegrenzungsflächen zu verwenden, da diese die Reflexion von Schall bis zu 100 Prozent verhindern. Die Deutsche Gesetzliche Unfallversicherung (2021, S. 25–31) hat für die akustische Raumgestaltung schallabsorbierende und schallschirmende Produkte empfohlen. Während für die Decken z. B. spezielle Akustikdecken, Baffeldecken und Deckensegel genutzt werden können, sollten für die Wände Verkleidungen, die z. B. geschlitzt sind und durch das eingeschlossene Luftvolumen Schall absorbieren, verwendet werden. Mikroperforierte, transparente Akustikfolien wirken ebenfalls schallabsorbierend und eignen sich für große

Fensterfronten. Auch für den Boden gibt es bestimmte Beläge, wie z. B. Teppiche und Linoleum, sowie zusätzliche Aufbauten, die den Trittschall dämmen und absorbieren. Durch gelochte oder geschlitzte Materialien können Möbeloberflächen schallabsorbierend gestaltet werden. Schall kann außerdem mit Hilfe von großen Möbeln oder Sitzmöglichkeiten, z. B. Loungemöbel, absorbiert werden. Zur Schalldämmung und -absorbierung eignen sich ebenso Trenn- und Stellwände. Preißmann (2020, S. 155–156) zufolge eignen sich diese Raumteiler besonders in großen Räumen dazu, Reize, die durch andere Mitarbeiter*innen entstehen, zu regulieren. Gut schließende Fenster, Filzgleiter unter den Stühlen sowie das Verzichten auf piepsende elektronische Geräte tragen ebenfalls zu einer ruhigen Arbeitsumgebung bei (Scott et al., 2021, S. 36).

4.2 Maßnahmen zur Reizabschirmung

Laut Preißmann (2020, S. 155–156) gibt es verschiedene Möglichkeiten, autistische Personen vor sensorischen Eingaben zu schützen, abhängig von den besonderen Empfindlichkeiten der Person. Beispielsweise können Personen mit einer erhöhten Empfindlichkeit gegenüber akustischen Geräuschen Ohrstöpsel oder Kopfhörer verwenden, um die Intensität des Schalls zu verringern, während diejenigen, die eher visuell orientiert sind, eine Sonnenbrille verwenden können, um visuelle Reize zu reduzieren. Scott et al. (2021, S. 38–39) schlagen vor, dass auf Arbeitskleidung weitestgehend verzichtet wird oder unangenehme Materialien ersetzt werden. Des Weiteren sollten Etiketten bei Bedarf entfernt werden dürfen, um taktile Reize zu reduzieren. Wenn Regeln und Vorschriften dies zulassen, ist es auch möglich, die taktile Empfindlichkeit durch das Tragen von Handschuhen zu reduzieren. Um die Menge an Gerüchen am Arbeitsplatz zu reduzieren, sollte auf Lufterfrischer verzichtet oder ein Duft verwendet werden, der für geruchssensible Menschen verträglicher ist. Zusätzlich können die Kolleg*innen darum gebeten werden, auf starke Parfüms oder andere parfümierte Kosmetikartikel zu verzichten. Die Verwendung von z. B. geruchsneutralen Waschmitteln, Seifen sowie Cremes oder das Mitführen eines angenehmen "Notduftes" kann, laut Preißmann (2017, S. 156), ebenfalls dabei helfen, olfaktorische Reize zu reduzieren. Zusätzlich haben Betroffene die Möglichkeit, sich mit eigenen Strategien gegen störende Reize abzuschirmen, indem sie z. B. vor sich hin summen, um andere Geräusche auszublenden oder sich auf eine Sache konzentrieren, um zu verhindern, dass andere unangenehme Eindrücke eindringen.

4.3 Arbeitsmodelle

Es ist sinnvoll, Mitarbeiter*innen mit ASS die Arbeit im Home-Office zu ermöglichen, um potenzielle Auslösesituationen für eine RÜ zu vermeiden (Riedel und
Clausen 2020, S. 117). Ferner ist in Betracht zu ziehen, die Pausen- und Arbeits-
zeiten individuell auf die Bedürfnisse von Autist*innen abzustimmen, da diese oft
andere Bedingungen benötigen, um effektiv arbeiten und sich erholen zu können
(Preißmann, 2017, S. 185–186). Zudem sollten Autist*innen, laut Scott et al. (2021,
S. 36–37), bevorzugt in Gemeinschaftsbüros mit maximal zwei Personen oder in
einem Großraumbüro ohne Kabinen und mit insgesamt nicht mehr als sechs weiteren Kolleg*innen arbeiten. Ein Einzelbüro ist nach Möglichkeit zu vermeiden, um
Isolation zu verhindern. Der Arbeitsplatz von Autist*innen sollte auch nicht in stark
frequentierten Arbeitsbereichen, wie z. B. in der Nähe des Empfangs, der Telefon-
zentrale, der Personaltoilette, der Küche, des Speisesaals oder der Besprechungs-
räume, liegen. Ebenso ist es förderlich, besonders laute Geräte, wie z. B. Drucker
und Maschinen, in einem speziellen isolierten Raum platziert oder bevorzugt zu
Zeiten betrieben werden, zu denen meist weniger Mitarbeiter*innen am Arbeitsplatz sind. Die Reinigungszeiten können ebenfalls nach diesem Prinzip organisiert
oder sogar nach dem Feierabend eingeplant werden.

4.4 Einsatz von Technologie

Da autistische Mitarbeiter*innen häufig visuell besonders lern- und aufnahmefähig
sind, ist es sinnvoll, mündliche Anweisungen mit schriftlicher Kommunikation, z. B.
mittels E-Mails oder Notizzetteln, zu ergänzen oder gar zu ersetzen (Scott et al.,
2021, S. 37). Tomczak (2021, S. 203) zufolge ist es bereits möglich, den Einsatz
von computergestützten Kommunikationsformen basierend auf nicht-direkter und
nonverbaler Interaktion auszuweiten, um den Kommunikationsprozess in Unternehmen an die Bedürfnisse von Menschen mit ASS anzupassen. Dies reduziert
die Menge an Reizen, die mit zwischenmenschlicher Interaktion und Kommunikation verbunden sind und berücksichtigt etwaige sozio-emotionale Beeinträchtigungen von Autist*innen (vgl. Kap. 2.2.1). Der Autor schlägt außerdem vor, dass in
Zukunft der gesamte digitale Arbeitsplatz nach dem Konzept des "intelligenten Arbeitsplatzes" geplant werden kann, um Probleme aufgrund der sensorischen Empfindlichkeit von Autist*innen begrenzen zu können. Im Zuge dessen können trag-
bare elektronische Geräte, die ein effektives Stressmanagement ermöglichen, ent-
wickelt und implementiert werden. Die Sensoren dieser Geräte werden mit einem
Netzwerk verbunden und können somit die physischen Merkmale der Arbeitsumgebung, wie Temperatur, Luftfeuchtigkeit, Lärm, Geruch und Sonneneinstrahlung,
kontrollieren und verändern, um ablenkende Variablen zu eliminieren. Ein solches

komplexes Stressüberwachungssystem wurde von Tomczak et al. (2020, S. 228242) bereits in Form eines Armbands mit Sensoren zur Messung von Herzfrequenz, Hautwiderstand, Temperatur und Bewegung in einer Bildungseinrichtung getestet und konnte erheblich zur erfolgreichen Stressbewältigung von Menschen mit ASS beitragen.

4.5 Rückzugs- und Entspannungsmöglichkeiten

Viele Arbeitskräfte legen natürliche Pausen ein, um z. B. zur Toilette zu gehen oder sich einen Kaffee zu holen, da Mitarbeiter*innen mit ASS jedoch meist das Gefühl haben, den Arbeitsplatz nur zu den offiziellen Pausenzeiten verlassen zu dürfen, benötigen sie eine konkrete Erlaubnis. Insofern ist es sinnvoll mit diesen Arbeitnehmer*innen zu besprechen, dass sie zusätzliche Pausen einlegen können, z. B. in Form eines kurzen Spaziergangs oder einer 10-minütige Pause in einem ruhigen Raum, wenn sie sich in ihrem Arbeitsumfeld gestresst oder überfordert fühlen. Um die Integration aller Mitarbeiter*innen sicherzustellen, sollte ihnen die Möglichkeit gegeben werden, einen speziellen Ruheraum nach Bedarf zu nutzen (Scott et al., 2021, S. 38). Da Autist*innen außerdem Pausen in großen Gruppen, z. B. beim gemeinsamen Mittagessen, meist nicht als Erholung erleben und diese freien Zeiten häufig lieber allein verbringen würden, sollte ihnen ein ruhiger Rückzugsort zur Verfügung stehen, um eine ausreichende Entspannung zu ermöglichen (Preißmann, 2017, S. 185–186). Laut Park-Cardoso und da Silva (2021, S. 257–265) könnte die Neigung von Autist*innen, allein zu essen, auf ihr Bedürfnis nach Entscheidungsfreiheit bezüglich der Anwendung von Bewältigungsstrategien zurückzuführen sein. Das Stimming bzw. die individuellen Bewältigungsstrategien (vgl. Kap. 2.2.2) können Betroffene bei der Arbeit häufig nicht frei anwenden. Folglich ist es sinnvoll, neben einer allgemeinen Rückzugsmöglichkeit, z. B. in Form eines Entspannungsraumes, auch einen ruhigen Essbereich für Autist*innen zu schaffen.

5 Fazit

In dieser Hausarbeit wurden Möglichkeiten erörtert, den Arbeitsplatz für autistische Mitarbeiter reizarm zu gestalten, um eine Reizüberflutung zu vermeiden. Zu diesen Maßnahmen gehören eine geeignete optische und akustische Raumgestaltung, Reizabschirmung, der adäquate Einsatz von Technik sowie Möglichkeiten zur Erholung und Entspannung. Zur visuell reizärmeren Gestaltung können Arbeitsplätze parallel zur Hauptfensterfront angeordnet, Sonnenschutzvorrichtungen angebracht und entspiegelte LCD-Bildschirme sowie elektronische Vorschaltgeräte zur Reduzierung von Lichtreflexionen eingesetzt werden. Des Weiteren können

Wandverkleidungen, Bodenbeläge, Trenn- und Stellwände, Möbelstücke und Fensterfolien zur Schallabsorption und -isolierung eingesetzt werden und Mitarbeiter mit ASS können sich ihren eigenen Arbeitsplatz reizarm gestalten, indem sie auf allgemeine Ordnung und Sauberkeit am Arbeitsplatz achten. Den Mitarbeiter*innen können Ohrstöpsel, Kopfhörer, Sonnenbrillen und ggf. Handschuhe zur Abschirmung von Reizen zur Verfügung gestellt werden. Es empfiehlt sich zudem, die Notwendigkeit von Arbeitskleidung abzuklären und ggf. auf unbequeme Etiketten und Stoffe zu verzichten. Zur Inklusion trägt auch die Positionierung des Arbeitsplatzes sowie die Anpassung der Arbeitsmodelle und Pausenzeiten, an die individuellen Bedürfnisse der Autist*innen, bei. Die Minimierung von Stimuli, die mit zwischenmenschlicher Interaktion und Kommunikation verbunden sind, kann durch den Einsatz computergestützter Kommunikationsformen erfolgen. In Zukunft könnten Unternehmen außerdem komplexe Stressüberwachungssysteme integrieren, welche die physischen Eigenschaften der Arbeitsumgebung steuern und anpassen können, um störende Reize zu eliminieren. Zudem ist es wichtig, einen Rückzugsbereich, wie z. B. einen Ruheraum und einen ruhigen Essbereich, für Autist*innen zu schaffen. Da Menschen mit ASS unterschiedliche Wahrnehmungsbesonderheiten aufweisen können, sollten die Maßnahmen, unter Berücksichtigung der Bedürfnisse der einzelnen Person, individuell auf die betroffenen Mitarbeiter*innen angepasst werden. Die Reduzierung sensorischer Reize am Arbeitsplatz wirkt sich positiv auf das Wohlbefinden und die Arbeitsleistung autistischer Menschen aus, ohne sich jedoch nachteilig auf nicht-autistische Mitarbeiter*innen oder die Organisation auszuwirken (Petty et al., 2022, S. 6; Proft et al., 2017, S. 29). Insofern ist es wünschenswert, dass die vorangegangenen Maßnahmen zukünftig häufiger in Unternehmen etabliert werden.

Durch den Mangel an evidenten Präventionsstrategien innerhalb der Literatur zeigt sich, dass die RÜ bei Menschen mit ASS im Arbeitskontext wenig erforscht ist. Ergo ist es umso wichtiger, sich wissenschaftlich mit dieser Thematik auseinanderzusetzen und verschiedene Maßnahmen auf ihre Wirksamkeit zu untersuchen. Wünschenswert wäre ebenso, die Ursachen und die Prävalenz der ASS in Deutschland zu untersuchen, um basierend darauf neue Ansätze zur Unterstützung und Behandlung von Betroffenen entwickeln zu können.

Literaturverzeichnis

Bonsi, P., Jaco, A. de, Fasano, L. & Gubellini, P. (2022). Postsynaptic autism spectrum disorder genes and synaptic dysfunction. *Neurobiology of Disease, 162*, Artikel 105564, 1–12. https://doi.org/10.1016/j.nbd.2021.105564

Bundesinstitut für Arzneimittel und Medizinprodukte. (2022). *ICD-11: Internationale statistische Klassifikation der Krankheiten und verwandter Gesundheitsprobleme, 11. Revision.* https://www.bfarm.de/DE/Kodiersysteme/Klassifikationen/ICD/ICD-11/_node.html#:~:text=Die%20ICD%20%2D11%20wurde%20im,kodiert%20an%20die%20WHO%20berichten.

Deutsche Gesetzliche Unfallversicherung (Hrsg.). (2021). *Akustik im Büro: Hilfen für die akustische Gestaltung von Büros.* DGUV Information 215- 443. https://publikationen.dguv.de/widgets/pdf/download/article/2950

Dilling, H. & Freyberger, H. J. (Hrsg.). (2019). *Taschenführer zur ICD-10-Klassifikation psychischer Störungen: Mit Glossar und diagnostischen Kriterien sowie Referenztabellen ICD-10 vs. ICD-9 und ICD-10 vs. DSM-IV-TR* (9., aktualisierte Auflage unter Berücksichtigung der Änderungen gemäss ICD-10-GM (German Modification) 2019). Hogrefe.

Dziobek, I. (2019). *Hochfunktionaler Autismus bei Erwachsenen: Ein kognitiv-verhaltenstherapeutisches Manual* (1. Aufl.). *Kohlhammer Manuale.* Verlag W. Kohlhammer.

Freitag, C. M., Kitzerow, J., Medda, J., Soll, S. & Cholemkery, H. (2017). *Autismus-Spektrum-Störungen.* Hogrefe. https://doi.org/10.1026/02704-000

Girsberger, T. (2022). *Die vielen Farben des Autismus: Spektrum, Ursachen, Diagnose, Therapie und Beratung* (6., überarbeitete Auflage). Verlag W. Kohlhammer.

Green, S. A., Hernandez, L., Lawrence, K. E., Liu, J., Tsang, T., Yeargin, J., Cummings, K., Laugeson, E., Dapretto, M. & Bookheimer, S. Y. (2019). Distinct patterns of neural habituation and generalization in children and adolescents with autism with low and high sensory overresponsivity. *The American journal of psychiatry, 176*(12), 1010–1020. https://doi.org/10.1176/appi.ajp.2019.18121333

Habermann, L. & Kißler, C. (2022a). Autismus – eine einleitende Charakterisierung. In L. Habermann & C. Kißler (Hrsg.), *Das autistische Spektrum aus wissenschaftlicher, therapeutischer und autistischer Perspektive* (S. 3–60). Springer Fachmedien Wiesbaden. https://doi.org/10.1007/978-3-658-37602-4_2

Habermann, L. & Kißler, C. (2022b). Von der Überlastung zum „Wutausbruch". In L. Habermann & C. Kißler (Hrsg.), *Das autistische Spektrum aus wissenschaftlicher, therapeutischer und autistischer Perspektive* (S. 61–70). Springer Fachmedien Wiesbaden. https://doi.org/10.1007/978-3-658-37602-4_3

Hertwig, R., Maue, J. & Neumann, H.-D. (2013). Lärm. In N. von Hahn, H. Kleine, U. Bagschik, I. Warfolomeow, F. Börner, D. Breuer, Y. Giesen, R. Hertwig, A. Kolk, S. Peters, T. von der Heyden, H. Siekmann, E. Danhamer, J. Fauss, C. Deininger, C. Felten, U. Metzdorf, M. Fischer, G. Franke, . . . I. Thullner (Hrsg.), *Innenraumarbeitsplätze – Vorgehensempfehlung für die Ermittlungen zum Arbeitsumfeld: Report der gewerblichen Berufsgenossenschaften, der Unfallversicherungsträger der öffentlichen Hand und des Instituts für Arbeitsschutz der Deutschen Gesetzlichen Unfallversicherung (IFA)*. DGUV/IFA.

Horder, J., Wilson, C. E., Mendez, M. A. & Murphy, D. G. (2014). Autistic traits and abnormal sensory experiences in adults. *Journal of Autism and Developmental Disorders, 44*(6), 1461–1469. https://doi.org/10.1007/s10803-013-2012-7

Jamal, W., Cardinaux, A., Haskins, A. J., Kjelgaard, M. & Sinha, P. (2021). Reduced Sensory Habituation in Autism and Its Correlation with Behavioral Measures. *Journal of autism and developmental disorders, 51*(9), 3153–3164. https://doi.org/10.1007/s10803-020-04780-1

Kapp, S. K., Steward, R., Crane, L., Elliott, D., Elphick, C., Pellicano, E. & Russell, G. (2019). 'People should be allowed to do what they like': Autistic adults' views and experiences of stimming. *Autism: the international journal of research and practice, 23*(7), 1782–1792. https://doi.org/10.1177/1362361319829628

Kohl, E., Seng, H. & Gatti, T. (Hrsg.). (2017). *Typisch untypisch - Berufsbiografien von Asperger-Autisten: Individuelle Wege und vergleichbare Erfahrungen* (1. Auflage). Kohlhammer Verlag.

Lindsay, S., Osten, V., Rezai, M. & Bui, S. (2021). Disclosure and workplace accommodations for people with autism: a systematic review. *Disability and rehabilitation, 43*(5), 1–30. https://doi.org/10.1080/09638288.2019.1635658

Lippke, S. & Renneberg, B. (2006). Inhalte der Gesundheitspsychologie, Definition und Abgrenzung von Nachbarfächern. In B. Renneberg & P. Hammelstein (Hrsg.), *Springer-Lehrbuch. Gesundheitspsychologie* (S. 3–5). Springer Berlin Heidelberg. https://doi.org/10.1007/978-3-540-47632-0_1

MacLennan, K., O'Brien, S. & Tavassoli, T [T.] (2022a). In Our Own Words: The Complex Sensory Experiences of Autistic Adults. *Journal of autism and developmental disorders, 52*(7), 3061–3075. https://doi.org/10.1007/s10803-021-05186-3

MacLennan, K., O'Brien, S. & Tavassoli, T [T.] (2022b). In Our Own Words: The Complex Sensory Experiences of Autistic Adults. *Journal of Autism and Developmental Disorders, 52*(7), 3061–3075. https://doi.org/10.1007/s10803-021-05186-3

Needham, I. & Scheydt, S. (2014). Das Verständnis von Reizüberflutung aus Expertensicht. In S. Hahn (Hrsg.), *"Schwellen, Grenzen und Übergänge": Perspektiven und Herausforderungen für Betroffene, Angehörige, im Versorgungssystem, in der Forschung und Entwicklung, in der Gesellschaft : Vorträge, Workshops und Posterpräsentationen* (S. 163–168). Verlag Berner Fachhochschule, Fachbereich Gesundheit.

Neufeld, J., Taylor, M. J., Lundin Remnélius, K., Isaksson, J., Lichtenstein, P. & Bölte, S. (2021). A co-twin-control study of altered sensory processing in autism. *Autism: the international journal of research and practice, 25*(5), 1422–1432. https://doi.org/10.1177/1362361321991255

Neumann, S. (2013). Beleuchtung in Büroräumen. In N. von Hahn, H. Kleine, U. Bagschik, I. Warfolomeow, F. Börner, D. Breuer, Y. Giesen, R. Hertwig, A. Kolk, S. Peters, T. von der Heyden, H. Siekmann, E. Danhamer, J. Fauss, C. Deininger, C. Felten, U. Metzdorf, M. Fischer, G. Franke, . . . I. Thullner (Hrsg.), *Innenraumarbeitsplätze – Vorgehensempfehlung für die Ermittlungen zum Arbeitsumfeld: Report der gewerblichen Berufsgenossenschaften, der Unfallversicherungsträger der öffentlichen Hand und des Instituts für Arbeitsschutz der Deutschen Gesetzlichen Unfallversicherung (IFA).* DGUV/IFA.

Neuner, R. (2019). Betriebliches Gesundheitsmanagement. In R. Neuner (Hrsg.), *Psychische Gesundheit bei der Arbeit* (S. 103–140). Springer Fachmedien Wiesbaden. https://doi.org/10.1007/978-3-658-23961-9_4

Packer, A. (2015). *Startled fish help sound out sensory overload in autism.* https://www.spectrumnews.org/opinion/startled-fish-help-sound-out-sensory-overload-in-autism/?format=pdf

Pagani, M., Barsotti, N., Bertero, A., Trakoshis, S., Ulysse, L., Locarno, A., Miseviciute, I., Felice, A. de, Canella, C., Supekar, K., Galbusera, A., Menon, V., Tonini, R., Deco, G., Lombardo, M. V., Pasqualetti, M. & Gozzi, A. (2021). mTOR-related synaptic pathology causes autism spectrum disorder-associated functional hyperconnectivity. *Nature communications,* *12*(1), Artikel 6084, 1–15. https://doi.org/10.1038/s41467-021-26131-z

Park-Cardoso, J. & da Silva, A. P. S. (2021). Preference to Eat Alone: Autistic Adults' Desire for Freedom of Choice for a Peaceful Space. *Autism in Adulthood, 3*(3), 257–265. https://doi.org/10.1089/aut.2020.0066

Pfeiffer, B., Brusilovskiy, E., Davidson, A. & Persch, A. (2018). Impact of person-environment fit on job satisfaction for working adults with autism spectrum disorders. *Journal of Vocational Rehabilitation, 48*(1), 49–57. https://doi.org/10.3233/JVR-170915

Preißmann, C. (2017). *Autismus und Gesundheit: Besonderheiten erkennen - Hürden überwinden - Ressourcen fördern* (1. Auflage). Kohlhammer Verlag.

Preißmann, C. (2020). *Mit Autismus leben (Fachratgeber Klett-Cotta): Eine Ermutigung* (1. Aufl.). *Fachratgeber Klett-Cotta*. Klett-Cotta.

Rowland, D. (2020). Redefining Autism. *Journal of Neurology, Psychiatry and Brain Research, 2020*(02). https://doi.org/10.37722/JNPABR.20202

Scheydt, S. & Needham, I. (2017). Mögliche Kennzeichen der Reizüberflutung [Possible Signs of Sensory Overload]. *Psychiatrische Praxis, 44*(3), 128–133. https://doi.org/10.1055/s-0042-118988

Scott, M., Falkmer, M., Girdler, S., Falkmer, T. & Rodger, S. (2021). *The Integrated Employment Success Tool (IEST)*. Autism CRC. https://www.autismcrc.com.au/access/sites/default/files/resources/integrated_employment_success_tool.pdf

Tavassoli, T [Teresa], Miller, L. J., Schoen, S. A., Nielsen, D. M. & Baron-Cohen, S. (2014). Sensory over-responsivity in adults with autism spectrum conditions. *Autism : the international journal of research and practice, 18*(4), 428–432. https://doi.org/10.1177/1362361313477246

Tomczak, M. T., Wojcikowski, M., Pankiewicz, B., Lubinski, J., Majchrowicz, J., Majchrowicz, D., Walasiewicz, A., Kilinski, T. & Szczerska, M. (2020). Stress Monitoring System for Individuals With Autism Spectrum Disorders. *IEEE Access, 8,* 228236–228244. https://doi.org/10.1109/access.2020.3045633

Upadhyay, J., Patra, J., Tiwari, N., Salankar, N., Ansari, M. N. & Ahmad, W. (2021). Dysregulation of Multiple Signaling Neurodevelopmental Pathways during Embryogenesis: A Possible Cause of Autism Spectrum Disorder. *Cells, 10*(4), 1–20. https://doi.org/10.3390/cells10040958

Wiedemann, A. U. (2020). Habituation. In M. A. Wirtz (Hrsg.), *Dorsch-Lexikon der Psychologie* (19. Aufl., S. 735). Hogrefe.

Wirtz, M. A. (Hrsg.). (2020). *Dorsch-Lexikon der Psychologie* (19., überarbeitete Auflage). Hogrefe.

World Health Organisation. (2022). 6A02 Autism spectrum disorder. In World Health Organisation (Hrsg.), *ICD-11: International Classification of Diseases. The global standard for diagnostic helath information* (11. Aufl.). https://icd.who.int/browse11/l-m/en#/http://id.who.int/icd/entity/437815624

Rechtsquellenverzeichnis

§ 5 ArbSchG Beurteilung der Arbeitsbedingungen. Abgerufen am 07.09.2022 von http://www.gesetze-im-internet.de/arbschg/__5.html

§ 3a ArbStättV Einrichten und Betreiben von Arbeitsstätten. Abgerufen am 07.09.2022 von https://www.gesetze-im-internet.de/arbst_ttv_2004/__3a.html

§ 2 VersMedV Anlage „Versorgungsmedizinische Grundsätze". Abgerufen am 08.09.2022 von https://www.gesetze-im-internet.de/versmedv/BJNR241200008.html

BEI GRIN MACHT SICH IHR WISSEN BEZAHLT

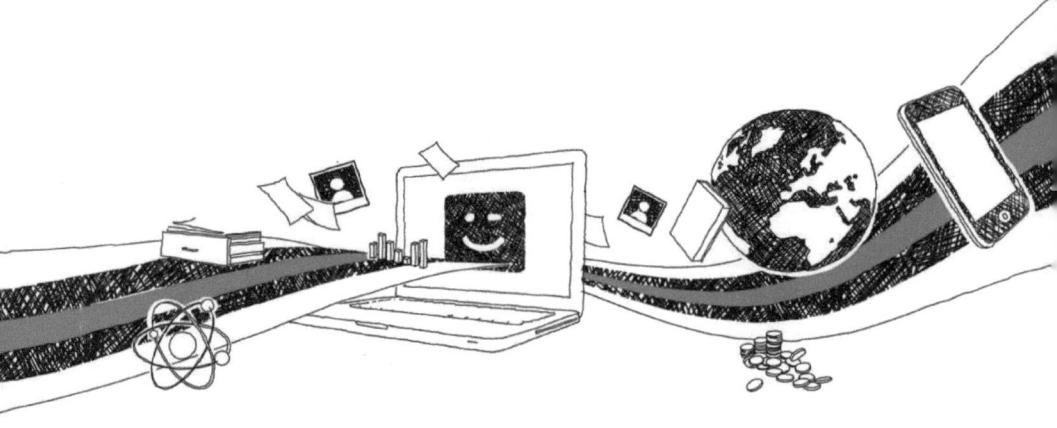

- Wir veröffentlichen Ihre Hausarbeit,
  Bachelor- und Masterarbeit

- Ihr eigenes eBook und Buch -
  weltweit in allen wichtigen Shops

- Verdienen Sie an jedem Verkauf

Jetzt bei www.GRIN.com hochladen und kostenlos publizieren

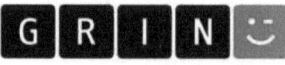